COMMENT

JE ME FIS ERMITE

A SEPT ANS.

BUCOLIQUE

par

M. L. DESTOMBES,

CURÉ DE FLERS, PRÈS DOUAI.

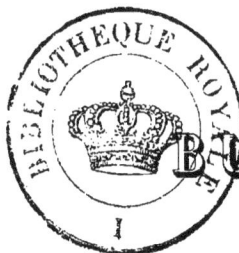

CAMBRAI,

IMPRIMERIE DE C.-J.-A CARPENTIER, GRAND'PLACE, 76.

1846.

1847

A Monseigneur l'Archevêque de Cambrai.

MONSEIGNEUR,

Succombant de nouveau sous le poids de mes dettes,
N'ayant aucun espoir, par de pieuses quêtes,
De pouvoir m'acquitter, je redeviens auteur

D'un petit opuscule. Ah ! si votre grandeur,
Après l'avoir tout lu, pour moi, par indulgence,
Croit pouvoir l'approuver, oh! quelle heureuse chance,
En prouvant au public, du moins verbalement,
Que je vends cette histoire avec votre agrément!
Néanmoins, Monseigneur, sans votre signature,
Je suis presque certain de ma déconfiture.
Enfin, quelle que soit votre décision,
Toujours vous me verrez plein de soumission,
De respect et d'amour pour le meilleur des pères;
Et si Dieu par sa grace exauce mes prières,
Qu'il daigne, Monseigneur, en vous comblant de biens,
Pour prolonger vos jours, diminuer les miens.

DESTOMBES, *Curé.*

25 *Août* 1846.

Pour mettre le lecteur à même de bien comprendre cette petite histoire, j'ai cru nécessaire de donner un préambule en prose.

M'étant déjà plusieurs fois, dans mes vers connus d'un grand nombre de mes confrères, qualifié *d'ancien ermite*, et la plupart ignorant ce fait de mon enfance, je le leur explique.

J'avais six mois lorsque mon père mourut; ma mère, devenue veuve, se mit en service, et ma grand'mère maternelle fit ma première éducation. N'ayant d'autre ressource pour vivre que son rouet, tout en filant de la laine, elle m'apprenait, ainsi qu'aux enfants du voisinage, le catéchisme qu'elle savait par cœur. Il ne se passait aucun jour sans qu'elle nous racontât la vie tantôt d'un saint, tantôt d'une sainte, ou quelque chose d'édifiant à notre portée, ayant soin de nous dire, sur les observations que nous lui faisions, que les saints en agissaient ainsi pour aller plus sûrement en Paradis.

Un jour, pénétré de cette salutaire pensée, je

pris, avec un de mes compagnons, âgé comme moi
de bientôt huit ans, je pris la résolution de quitter
le monde et d'aller vivre dans un bois. Nous y
étant rendus l'un et l'autre, au bout d'une demi-
heure, la peur nous en fit sortir. En revenant chez
nous, nous nous sommes battus avec acharnement
à cause d'un accident qui m'était arrivé et qui faisait
rire de moi mon compagnon. Rentré à la maison
couvert de boue, j'ai été fustigé par ma grand'mère,
à qui j'avais caché ma pieuse résolution et sa mise
en exécution.

Voilà un des faits de mon enfance, que je décris
en cent vers alexandrins, avec six figures repré-
sentant :

   1° Ma grand'mère enseignant;

   2° Notre départ;

   3° Les deux ermites en prières;

   4° La rixe;

   5° Ma grand'mère me donnant de la verge;

   6° L'ermite devenu curé.

Si quelques lecteurs ont peine à croire que ma
vertueuse grand'mère sût par cœur tant de vies des
saints, je puis leur certifier qu'elle en connaissait
beaucoup davantage. J'ai arrêté à la quarantaine,
comme on va le voir en lisant les vers qui suivent,
dans la crainte d'ennuyer par une trop longue kyrielle
de noms propres...

MON ERMITAGE.

Élevé par les soins de ma bonne grand'mère,
Instruit par ses leçons et sa vie exemplaire,
Auditeur assidu de l'histoire des saints,
Je croissais en sagesse entre ses dignes mains :

Chaque jour vers le soir, près d'une heure et demie,
D'un saint ou d'une sainte elle disait la vie.

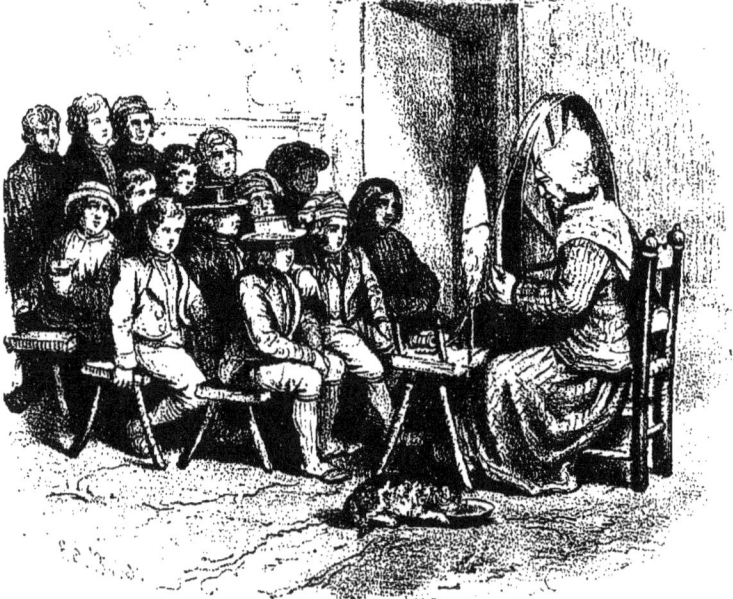

J'avais pour compagnons quelques jeunes voisins,
Auditeurs comme moi de l'histoire des saints :
D'Antoine solitaire et de saint Paul ermite,
De Sainte-Geneviève et de Marie d'Egypte,
Du glorieux saint *Blace* (1) et du grand saint Crépin,

(1) *Blace* pour Blaise, à Tourcoing, patron des peigneurs
de laine.

D'Alexis débonnaire et du bon Jean *Gurin* (1),
Du pieux Colomban, du docte saint Jérôme,
De l'illustre Thaïs, de l'austère Pacôme,
De saint Hubert chasseur, du brave Sébastien,
De saint Druon berger, de saint Roch et son chien,
De saint Hilarion, de saint Jean Calibite,
De saint Martin dragon (2), de Siméon Stylite;
Du saint prophète Elie, à qui, soir et matin,
Un corbeau messager venait porter son pain;
De la jeune Thérèse avec son petit frère
A l'âge de sept ans quittant ses père et mère;
De la reine Clotilde épouse de Clovis,
De Blanche de Castille et du saint roi Louis,
Des saints Côme et Damien, de Marie-Madeleine,
Du grand roi Constantin et de sa mère Hélène,
De saint Laurent martyr, du pénitent Sabas,
Enfin de saint Christophe et de saint Nicolas.
 D'un saint zèle animé, je me dis à moi-même :
Je veux quitter le monde, aux plaisirs anathême !
Et du ciel inspiré, renonçant à tout jeu,
De devenir ermite aussitôt je fis vœu.

(1) *Jean Gurin*, dont la vie a été prodigieuse par la péni-
tence qu'il fit pour avoir succombé à une tentation délicate.

(2) D'après ma grand'mère, saint Martin était dragon,
lorsqu'il coupa la moitié de son manteau pour en revêtir un
pauvre.

Un de mes compagnons, ami tranquille et sage,
Qui comme moi comptait sept printemps pour son âge,
Sachant le même jour ma résolution :
C'est aussi, me dit-il, là ma vocation.

Vers le milieu d'octobre, un dimanche après vêpres,
Nous partîmes tous deux, sans rien faire connaître,
Pour vivre dans un bois en ermite parfait ;
C'était le *bot de Veine* (1), auprès du *Vert-Baudet* (2).

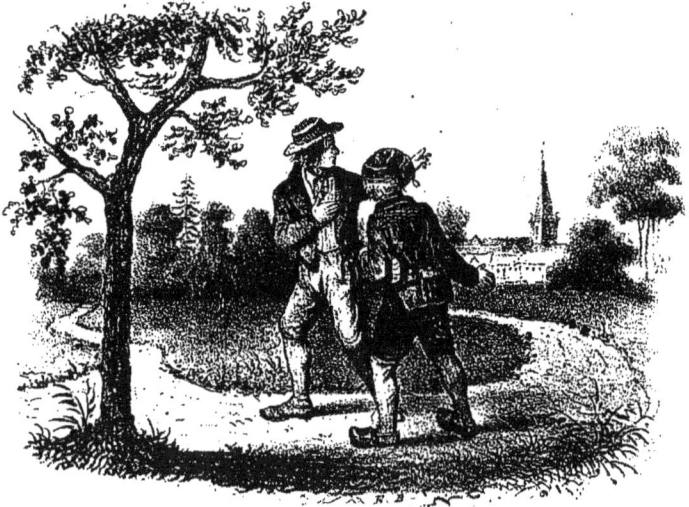

En sortant de Tourcoing, adieu ville chérie,

(1) *Bot de Veine*, pour le bois de la Vigne, situé à vingt-cinq minutes de la ville.

(2) *Vert-Baudet*, enseigne d'un cabaret à cinq minutes du bois.

Disions-nous tous les deux, c'en est fait pour la vie !
Adieu parents, amis, adieu plaisirs mondains !
Le monde est mort pour nous, nous allons vivre en
saints.
O Tourcoing, ô Tourcoing, tes enfans solitaires
Au ciel pour ton bonheur offriront leurs prières !
    Arrivés dans le bois avec notre goûter,
Sitôt de nous asseoir, de nous mettre à manger.

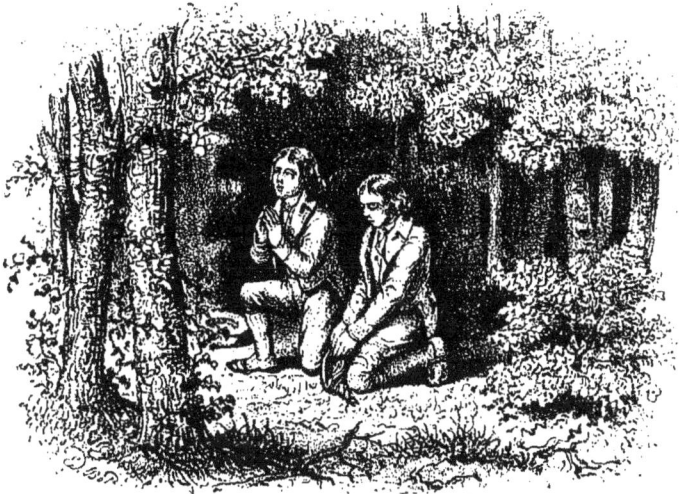

Litho F.t Robaut à Douai

Notre repas fini, je dis à mon confrère :
Mettons-nous à genoux, commençons la prière.
Mais malheureusement un vent impétueux,
S'élevant tout-à-coup, nous rendit très peureux :
La bise ne cessant d'agiter le feuillage,

Nous laissa presque morts dans ce sombre ermitage.
Alors mon compagnon, tout saisi de frayeur,
Me dit tout en tremblant : Ah ! mon Dieu, que j'ai
peur !
Et moi de peur aussi suant dans ma chemise,
Mais tout en le cachant et d'un ton de franchise,
Je lui dis : Mon ami, c'est par l'ordre de Dieu
Que nous sommes venus tous les deux en ce lieu ;
Ainsi ne craignons rien, méprisons ce tapage,
Car Dieu veille sur nous dans ce saint ermitage.
Il est vrai, j'en conviens, c'est fini pour jamais,
Nous n'aurons plus ici ni *peters* (1), ni *saurets* (2),
Nous ne mangerons plus, dans ce triste bocage,
Comme jadis chez nous, notre excellent *potage* (3) ;
Mais l'ange du Seigneur, lorsque nous aurons faim,
Comme à saint Paul ermite, apportera du pain.
Malgré ce beau discours, mon ami, sans mot dire,
Hors du bois de sortir... Moi sitôt de le suivre.
Alors chemin faisant, tout jouant au *barlous* (4),
Un accident fâcheux mit le trouble entre nous.
Le dirai-je ! ! ! J'avais, justement à la porte

(1 et 2) *Peters* et *Saurets* sont deux mots patois pour pommes-de-terre et harengs saurs.

(3) *Potage*, pour lait battu ou *gainse*.

(4) *Barlous*, espèce de balançoire.

Du noble pays bas, déchiré ma culotte....
Mon compagnon de rire, et de rire aux éclats;
Et moi d'être confus et de bisquer tout bas.
La colère me prend, j'attrape mon confrère,
A coups de poings serrés je vous l'étends par terre.

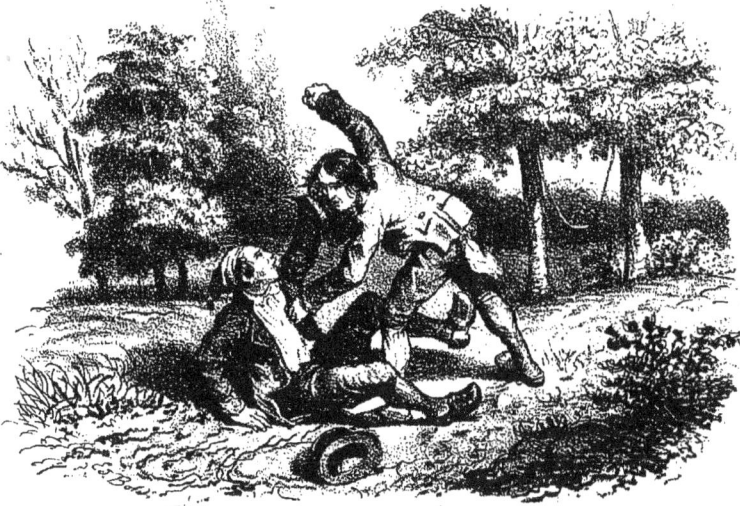

Pendant plus d'un quart d'heure ainsi les deux amis
L'un sur l'autre roulaient, toujours lâchés et pris.
Epuisés de fatigue après cette déroute,
Nous retournons chez nous par différente route.
Le visage couvert et de boue et de sang (5),
Cachant avec la main mon dernier accident,

(5) *Sang*, provenant d'un coup de poing reçu de mon adversaire.

Chez moi j'arrive enfin. Là, ma bonne grand'mère,
En me voyant ainsi, de se mettre en colère.

La verge et les soufflets me tombant sur le dos,
Faillirent me briser et les reins et les os.

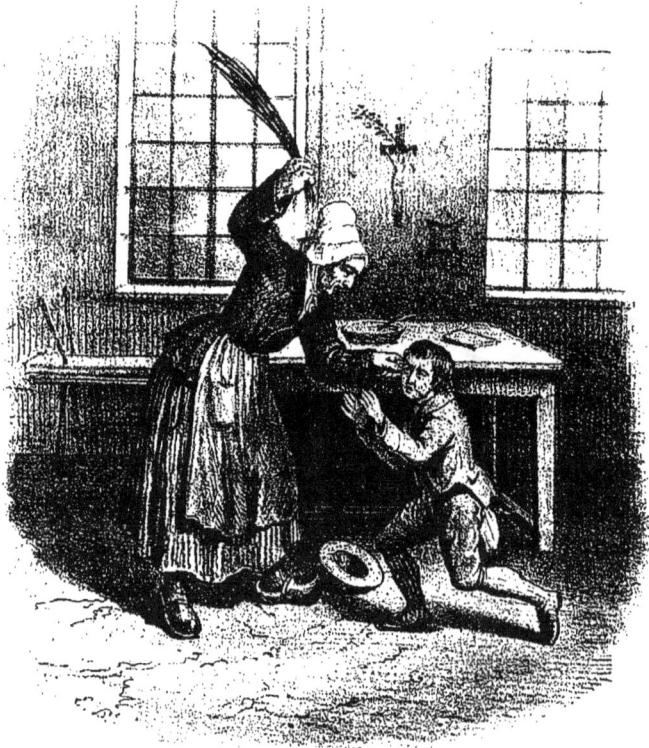

Et moi de m'écrier : Pardon, je serai sage,
C'en est fait pour toujours, jamais plus d'ermitage !

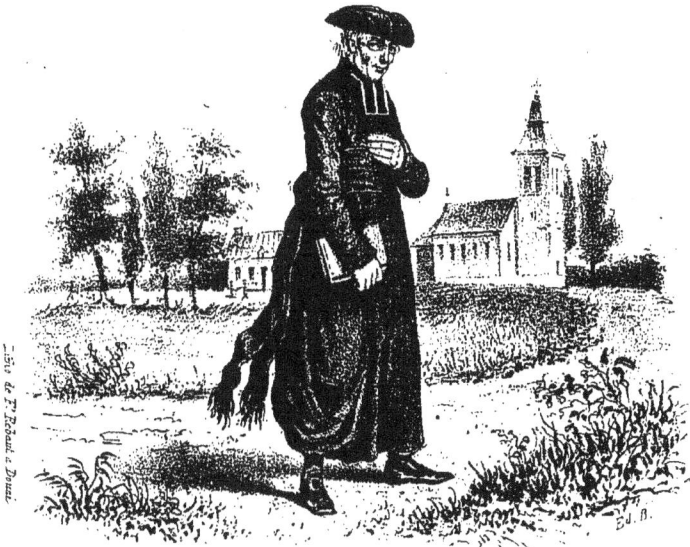

Et vingt-quatre ans plus tard notre ermite manqué,
Mû par le même zèle, est devenu curé.
C'est ainsi que l'on voit très souvent, dès l'enfance,
A quel état nous veut la sage Providence.
Car j'étais loin de croire, en vérité, lecteur,
De devenir un jour ministre du Seigneur.
Après Dieu, je le dois à ma bonne grand'mère :
Par ses instructions et sa vie exemplaire
Elle forma mon cœur. Puissent tous les parens
Pieusement comme elle élever leurs enfans !

Voilà la petite pièce pieusement comique et sincè-
rement rapportée que j'ai l'honneur d'offrir aux
personnes bienfaisantes, et que je vends un franc
pour m'aider à payer les huit mille francs que je viens
de dépenser pour l'embellissement de mon église.

Sans comparaison du petit au grand, il m'arrive
présentement ce qui est arrivé, il y a à peine quelques
mois, à un illustre prélat qui, poussé par un zèle
purement religieux, s'est vu criblé de dettes. La
divine Providence ne l'a pas abandonné; car je viens
d'apprendre avec édification que le gouvernement et
l'épiscopat français se chargent de liquider les dettes
contractées, en Algérie, par Mgr Dupuch.

Eh bien! la même Providence qui m'a toujours
favorisé jusqu'ici, ne m'abandonnera pas encore, je
l'espère, et il me semble être inspiré par elle en
faisant aujourd'hui, avec une entière confiance de
réussir, un appel à la générosité du clergé et de
tant de laïques qui me connaissent, pour me tirer
encore une fois de cette fâcheuse position où je me
trouve. Si toutefois le moyen dont je me sers ici
ne me réussit pas, nous recevrons cette épreuve en
vrai chrétien. Persuadé que Dieu l'aura ainsi voulu

pour humilier le curé de Flers, en lui donnant une bonne leçon, et en l'obligeant à se réduire à un genre de vie qui lui paraîtra, à la vérité, un peu dur, mais qu'il ne laissera pas d'embrasser, si point avec plaisir, du moins avec résignation, afin d'économiser à la longue de quoi payer les dettes qu'il a contractées pour l'embellissement de la maison de Dieu.

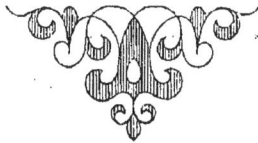

A VENDRE,

(Il ne reste plus de ces deux Epîtres que quelques
exemplaires : la première édition étant presqu'épuisée,
si plusieurs demandes nous sont adressées, nous en
ferons faire une seconde.)

UN DERNIER MOT.

Je conviens avoir été trop loin dans mes dépenses, c'est chez moi un péché d'habitude, je le reconnais vraiment. Aussi j'ai pris la ferme résolution de me corriger ; car, à cinquante-trois ans, ce train de vie ne me va plus.

Depuis 22 ans je suis garde-malade. Oui, cher lecteur, j'ai toujours eu et j'ai encore dans mon presbytère une malade extraordinaire, plus souvent morte ou agonisante ; et néanmoins, avec l'aide de la Providence et l'application de remèdes efficaces, un souffle de vie lui revient, et ses jours se prolongent comme par miracle. Au moment où j'écris ces lignes, elle paraît encore avoir fini d'exister ; mais pour moi qui lui prodigue mes soins depuis si long-temps, tout espoir n'est pas perdu. Sa position, il est vrai, ne s'est jamais montrée dans un état aussi fâcheux ; car, outre un épuisement complet de toutes ses facultés physiques et morales, il lui est survenu, depuis environ deux mois, un mal à l'extérieur, et (entre nous soit dit) quelque peu humiliant et reconnu par plusieurs docteurs incurable. Cependant, malgré leur décision, j'espère encore : on vient de m'indiquer un remède, le seul au monde qui puisse la sauver ; je vais tâcher de me le procurer, ma conscience me l'ordonne.

Oh ! si je puis l'obtenir !........ notre moribonde rendue à la vie, sera, mes très chers bienfaiteurs, sera, dis-je, entièrement à votre disposition, ainsi que mon presbytère, où j'aurai de quoi vous recevoir et vous témoigner ma vive reconnaissance pour avoir, avec la vie, rendu une santé parfaite à ma *bourse* depuis vingt-deux ans toujours morte ou agonisante.

DESTOMBES, *Curé.*

En Août 1846.

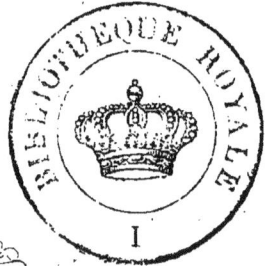

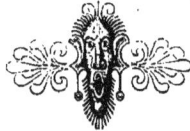

www.ingramcontent.com/pod-product-compliance
Lightning Source LLC
Chambersburg PA
CBHW050427210326
41520CB00019B/5824